Rashmitha Vallala
Shravan Kumar Yamsani
Srinivas Reddy Karka

Aumento da biodisponibilidade do irbesartan através de dispersão sólida

Rashmitha Vallala
Shravan Kumar Yamsani
Srinivas Reddy Karka

Aumento da biodisponibilidade do irbesartan através de dispersão sólida

Otimização da dissolução do irbesartan através de técnicas avançadas de dispersão de sólidos

ScienciaScripts

Imprint

Cover image: www.ingimage.com

This book is a translation from the original published under ISBN 978-620-8-11971-3.

Publisher:
Sciencia Scripts
is a trademark of
Dodo Books Indian Ocean Ltd. and OmniScriptum S.R.L publishing group

120 High Road, East Finchley, London, N2 9ED, United Kingdom
Str. Armeneasca 28/1, office 1, Chisinau MD-2012, Republic of Moldova, Europe
Printed at: see last page
ISBN: 978-620-8-23066-1

AUMENTO DA BIODISPONIBILIDADE DO IRBESARTAN ATRAVÉS DE DISPERSÃO SÓLIDA

Subtítulo: Otimização da Dissolução do Irbesartan através de Técnicas Avançadas de Dispersão de Sólidos

Rashmitha V[1] *, Dr. Shravan Kumar Y[2] , Dr. Srinivas Reddy K[3]

1,2 HOD, Departamento de Farmácia, 3 HOD, Departamento de Farmacognosia

Colégio de Farmácia Vaagdevi, Ramnagar, Hanamkonda, 506009. (Afiliada à Universidade de Kakatiya)

ÍNDICE

RESUMO

O objetivo do trabalho é aumentar a solubilidade do fármaco (Irbesartan) através da preparação de dispersões sólidas. A solubilidade aquosa do fármaco foi de 1μg/ml. A solubilidade do fármaco foi aumentada utilizando diferentes concentrações de transportadores hidrossolúveis como a β-ciclodextrina, HPMC K4M, PEG4000 e gelatina. A β-ciclodextrina apresentou um aumento significativo da solubilidade.

O diagrama de fases mostrou um aumento linear no diagrama que representa a solubilidade. Foram preparadas dispersões sólidas utilizando estes quatro transportadores e o desempenho da dissolução *in vitro* foi avaliado utilizando o tampão fosfato como meio de dissolução e as amostras foram analisadas utilizando o espetrómetro de UV. A caraterização utilizando estudos DSC revelou a transformação do fármaco cristalino em forma amorfa. Este facto foi confirmado pelas micrografias SEM. Os estudos FTIR indicaram que não há evidência de interação entre o fármaco e os transportadores estudados. Assim, foi conseguido o aumento da solubilidade e da taxa de dissolução do Irbesartan da dispersão sólida.

Palavras chave: dispersão sólida, Irbesartan, β-ciclodextrina e HPMC K4M, PEG4000 e Gelatina.

I. INTRODUÇÃO

A via oral de administração de medicamentos é o método de administração mais comum e preferido devido à comodidade e facilidade de digestão. Do ponto de vista do doente, engolir uma forma de dosagem é uma forma confortável e familiar de tomar medicamentos.

Embora a administração oral seja o método recomendado, existem várias razões pelas quais este pode ser um método de administração ineficaz e difícil para muitos medicamentos. Um dos problemas mais graves que podem surgir quando se administra um agente ativo por via oral é a absorção limitada do fármaco, o que leva a uma baixa biodisponibilidade. Vários factores podem impedir a capacidade de um medicamento ser absorvido a partir do trato gastrointestinal (GI), mas os mais importantes incluem uma fraca solubilidade e/ou fluidos intestinais antes de o medicamento poder atravessar as membranas do trato GI e entrar na circulação sistémica. Consequentemente, um medicamento com baixa permeabilidade da membrana demonstrará frequentemente uma absorção limitada pela taxa de permeação[1] .

Assim, duas áreas da investigação farmacêutica que se centram na melhoria da biodisponibilidade oral de agentes activos incluem (1) o aumento da solubilidade e da taxa de dissolução de fármacos pouco solúveis em água e (2) o aumento da permeabilidade de fármacos pouco permeáveis. Este trabalho de investigação centra-se na primeira área, em particular, a utilização de tecnologias de dispersão sólida para melhorar as caraterísticas de dissolução de fármacos pouco solúveis em água e, por sua vez, a sua biodisponibilidade oral.

Na literatura farmacêutica, foram demonstrados numerosos sistemas de dispersão sólida para melhorar as propriedades de dissolução de fármacos pouco solúveis em água, outros solventes e a redução do tamanho das partículas foram utilizados para melhorar as propriedades de dissolução de fármacos pouco solúveis em água. Por outro lado, a formulação do fármaco como dispersão sólida oferece uma variedade de opções de processamento e de excipientes que permitem flexibilidade na formulação da administração oral de fármacos pouco solúveis em água.

Grande parte da investigação sobre tecnologias de dispersão sólida envolve fármacos pouco solúveis em água e altamente permeáveis às membranas biológicas, sendo a dissolução destes fármacos o passo limitador da taxa de absorção. Por conseguinte, a hipótese tem sido que as taxas de absorção in vivo serão atualmente aceleradas com um aumento da taxa de dissolução do fármaco. Os fármacos com permeabilidade significativa à membrana são classificados como Classe II. Os fármacos da classe II do sistema de classificação biofarmacêutica (BCS) têm baixa solubilidade aquosa e, por isso, requerem dispersões sólidas para absorção oral e biodisponibilidade .[2]

Quadro 1: O Sistema de Classificação Biofarmacêutica

Classe	Solubilidade	Permeabilidade
I	Elevado	Elevado
II	Baixa	Elevado
III	Elevado	Baixa
IV	Baixa	Baixa

Com os recentes avanços no método de rastreio molecular para identificar potenciais candidatos a fármacos, está a ser identificado um número crescente de fármacos pouco solúveis em água como potenciais agentes terapêuticos. A percentagem de entidades químicas recém-descobertas que se prevê serem pouco solúveis em água atinge os 40%. Infelizmente, muitos destes potenciais medicamentos são descartados nas fases iniciais de desenvolvimento devido a problemas de solubilidade.

Por conseguinte, é cada vez mais importante que sejam identificados e aplicados comercialmente métodos para ultrapassar as limitações de solubilidade, de modo a que os potenciais benefícios terapêuticos destas moléculas activas possam ser concretizados.

1.1 Definição de solubilidade:

A concentração de saturação, na qual a adição de mais soluto não aumenta a concentração da solução e não provoca a precipitação do soluto excedente, é utilizada para quantificar o grau de solubilidade de uma substância num determinado solvente. A solubilidade de uma substância é essencialmente determinada pelas suas qualidades físicas e químicas, bem como pela temperatura, pressão e pH da solução.

Definição de dispersões sólidas:

Por dispersão sólida entende-se um grupo de produtos sólidos composto por, pelo menos, dois componentes, geralmente uma matriz hidrofílica e um fármaco hidrofóbico. A matriz pode ser cristalina ou amorfa. O medicamento pode ser distribuído molecularmente, em partículas amorfas (aglomerados) ou cristalinas.

1.2 Vantagens das dispersões sólidas:

O medicamento pode ser distribuído molecularmente, em partículas amorfas (aglomerados) ou cristalinas. Existem várias razões pelas quais a tecnologia de dispersão sólida pode aumentar a solubilidade de medicamentos pouco solúveis em água. Os benefícios das dispersões sólidas são os seguintes:

i) Partículas com tamanho de partícula reduzido:

As dispersões moleculares, como dispersões sólidas, representam o último estado na redução do tamanho das partículas, o transportador inerte ou matriz e o fármaco são dispersos molecularmente no meio de dissolução. É produzida uma grande área de superfície, resultando numa taxa de dissolução melhorada e numa maior biodisponibilidade dos fármacos pouco solúveis em água.

ii) Partículas com melhor molhabilidade:

O aumento da solubilidade do fármaco está relacionado com a melhoria da molhabilidade do fármaco, como demonstrado pelas dispersões sólidas. Foi demonstrado que mesmo os transportadores sem atividade de superfície, como a ureia, aumentam a molhabilidade do fármaco.

iii) Partículas com maior porosidade:

Descobriu-se que as partículas em dispersões sólidas são mais porosas e que o aumento da porosidade depende das caraterísticas do transportador. Quando se utilizam polímeros com estrutura linear, produzem-se partículas maiores e mais porosas em comparação com as SDs preparadas com polímeros reticulares. A natureza mais porosa da partícula resulta numa taxa de dissolução mais elevada.

iv) Fármacos em estado amorfo:

Os fármacos cristalinos pouco solúveis em água, quando no estado amorfo, tendem a ter maior grau de solubilidade. Os fármacos no estado amorfo apresentam uma maior libertação de fármacos porque não é necessária energia para romper a estrutura cristalina durante o processo de dissolução. No caso dos fármacos com baixa energia cristalina (baixa temperatura de fusão ou calor de fusão), a composição amorfa é ditada principalmente pela diferença de temperatura de fusão entre o fármaco e o transportador. No caso dos fármacos com elevada energia cristalina, podem ser obtidas composições amorfas mais elevadas escolhendo transportadores que apresentem interações específicas com eles .[3]

1.3 Desvantagens da dispersão sólida:

Os principais inconvenientes da dispersão sólida estão associados à sua instabilidade. Foram observadas alterações da cristalinidade relacionadas com a idade e uma redução da taxa de dissolução em vários sistemas. Por exemplo, a cristalização do Ritonavir a partir de uma solução supersaturada num sistema de dispersão sólida foi a causa da retirada da cápsula do mercado. As dispersões sólidas são mais sensíveis à humidade e à temperatura do que as misturas físicas. A pegajosidade pode impedir que algumas dispersões sólidas sejam facilmente manuseadas.

1.4 Limitações das dispersões sólidas:

Nos últimos quarenta anos, a dispersão sólida tem atraído muita atenção científica, mas a aplicação prática tem sido extremamente restrita. Os problemas da dispersão sólida envolvem:

(i) A estabilidade dos produtos farmacêuticos e dos veículos, tanto química como fisicamente.

(ii) Método de preparação.

(iii) Reprodutibilidade das suas propriedades físico-químicas.

(iv) As dispersões sólidas são formuladas em formas de dosagem.

(v) Aumento da escala dos processos de fabrico.

(vi) Método de preparação trabalhoso e dispendioso.

(vii) Agregação, aglomeração e adsorção de ar durante a formulação.

(viii) O envelhecimento do vau provoca uma diminuição da taxa de desintegração.

(ix) Dificuldade de pulverização e peneiração devido à sua natureza pegajosa e macia.

15 Seleção do transportador:

As propriedades do veículo têm uma profunda influência nas caraterísticas de dissolução do medicamento disperso. Um veículo deve cumprir os seguintes requisitos para ser aceitável para aumentar a taxa de dissolução de um medicamento. Deve ser

- Livremente solúvel em água com dissolução mais rápida
- Não tóxico e farmacologicamente inerte
- O processo de fusão requer estabilidade térmica e um baixo ponto de fusão
- Solúvel numa variedade de solventes
- De preferência, melhorar a solubilidade aquosa do fármaco
- Quimicamente compatível com o medicamento
- Formando apenas um complexo fracamente ligado ao fármaco

Tabela 2: Transportadores utilizados na preparação da dispersão sólida

Classe química	Exemplo
Ácidos	Ácido cítrico, ácido tartárico e ácido succínico
Açúcares	Dextrose, Sorbitol, Sacarose, Maltose, Galactose& Xilitol
Material polimérico	Polivinilpirrolidona, PEG4000, PEG6000, alginato de sódio, carboximetilcelulose, goma de guar, goma xantana e metilcelulose
Surfactante	Estearato de polioximetileno, Poloxâmero, Ácido desoxicólico, Tweens and Spans, Gelucire44/14, & Vitamina E TPGS NF
Diversos	Pentaeritritol, ureia, uretano e hidroxialquil xantenos.

1.6 *FACTORES QUE INFLUENCIAM A LIBERTAÇÃO DO MEDICAMENTO :*[4]

Natureza dos transportadores:

O tipo de veículo, ou seja, hidrofílico ou hidrofóbico, determina a libertação do fármaco a partir de dispersões sólidas. Assim, a inclusão de um fármaco fracamente solúvel em água num veículo inerte e parcialmente solúvel em água inibe a libertação do fármaco da matriz. No entanto, a incorporação de fármacos fracamente solúveis em água num(s) veículo(s) solúvel(eis) em água acelera a libertação do fármaco.

Rácio de transporte do medicamento:

A taxa de dissolução de um fármaco aumenta à medida que a proporção de veículo do fármaco aumenta. Isto só é exato até um certo ponto, para além do qual a taxa de desintegração começa a diminuir. Quando utilizado como uma dispersão sólida com uma proporção de fármaco para PVP de 1:4, a taxa de dissolução do piroxicam aumentou até 38 vezes. A taxa de dissolução diminuiu à medida que o teor de PVP aumentou, o que se deveu à lixiviação do transportador durante a dissolução. A partícula de fármaco pode estar rodeada por uma camada concentrada de solução constituída por este transportador lixiviado, o que abrandaria a taxa de libertação.

Consequentemente, para que a dispersão sólida seja bem sucedida na melhoria da solubilidade, é necessário um rácio fármaco-transportador adequado. Seria, sem dúvida, mais favorável se o veículo fosse utilizado em pequenas doses. Por exemplo, o flurbiprofeno coprecipita quando são adicionados fosfolípidos numa proporção de 20:1, aumentando assim a taxa de dissolução do flurbiprofeno 9 vezes mais rapidamente. Embora a fração do transportador seja muito inferior à do fármaco, é extremamente eficiente no aumento da dissolução. Isto deve-se ao facto de os fosfolípidos desenvolverem naturalmente estruturas de bicamada de lipossomas em condições aquosas, que retêm os solutos quer numa fase aquosa quer numa bicamada, acelerando a dissolução.

Modo de preparação:

As dispersões sólidas formadas por fusão exibiram taxas de dissolução mais rápidas do que as preparadas utilizando a técnica do solvente. As dispersões sólidas de griseofulvina-PEG 6000 feitas utilizando o solvente demonstraram ter taxas de dissolução muito mais lentas do que as criadas utilizando o processo de fusão. Por exemplo, uma dispersão sólida de diazepam-PEG 6000 desenvolvida utilizando a técnica de fusão em proporções de 1:10 e 1:5 w/w demonstrou taxas de dissolução mais rápidas. Esta libertação rápida foi associada à subdivisão extremamente pequena das partículas do fármaco, bem como às propriedades de solubilização e humidificação do transportador. No entanto, a dispersão sólida comparável gerada por coprecipitação demonstrou uma dissolução mais lenta, muito provavelmente devido ao tamanho maior das partículas de diazepam.

Condições de arrefecimento:

No processo de fusão, o medicamento é misturado com um veículo fundido e depois arrefecido para produzir a dispersão. A taxa de dissolução é afetada pelo método de arrefecimento utilizado, quer seja gradual ou rápido. Por exemplo, a fusão foi arrefecida duas vezes durante a preparação da dispersão de tolbutamida-PEG 6000 (1:2). O primeiro procedimento envolve o arrefecimento rápido da massa fundida sobre metal antes de a imergir numa solução de gelo seco e acetona. O segundo método consistiu no arrefecimento gradual num banho de óleo em condições ambientais. Mais de 15% da libertação do fármaco foi detectada na dispersão arrefecida rapidamente em comparação com a dispersão arrefecida lentamente devido à alteração do tamanho das partículas, uma vez que a dispersão arrefecida rapidamente produz partículas mais pequenas e de menor cristalinidade.

Efeito sinérgico dos dois transportadores utilizados:

O PEG, o talco e o PEG-talco foram utilizados como transportadores de dispersões em dispersões sólidas de ibuprofeno, como exemplo disto. Foi relatado que, em 9,1% de carga de fármaco, o ibuprofeno dissolvido no final de 120 minutos era de cerca de 66%, 73% e 93% das dispersões de talco de ibuprofeno, ibuprofeno-PEG e PEG-talco. Os trabalhadores atribuíram o sinergismo à substituição parcial do PEG pelo talco. Ao sobrepor as camadas de difusão entre o PEG e o ibuprofeno, a molhabilidade do ibuprofeno é melhorada, aumentando assim a solubilidade do fármaco.

Influência do comprimento da cadeia transportadora/peso molecular:

A libertação de fármacos a partir de dispersões sólidas pode ser influenciada pelo comprimento ou peso molecular da cadeia transportadora. O comprimento da cadeia de PEGs ou o peso molecular (MW) 4000-6000 são os mais utilizados para o fabrico de dispersões sólidas porque a solubilidade em água ainda é muito elevada nesta gama de MW, mas a higroscopicidade não é um problema e os pontos de fusão já são superiores a 50oC. Os PEGs com pesos MW que variam entre 1500 e 20.000 são normalmente utilizados. Se for utilizado um PEG com um MW baixo, pode resultar num produto pegajoso que é difícil de fabricar num produto de qualidade farmacêutica.

Da mesma forma, o comprimento da cadeia de PVP tem uma grande influência na taxa de dissolução da dispersão porque a solubilidade em água dos PVPs diminui com o aumento do comprimento da cadeia e os PVPs de elevado peso molecular têm uma viscosidade substancialmente mais elevada numa determinada concentração.

Sistema de classificação de dispersão de sólidos:

As dispersões sólidas são classificadas em três gerações, a saber

- ✓ Primeira geração
- ✓ Segunda geração
- ✓ Terceira geração

Primeira geração:

Uma vez que os transportadores cristalinos foram os primeiros a ser utilizados em dispersões sólidas, as dispersões sólidas de primeira geração foram feitas com eles. Exemplos destes suportes são o açúcar e a ureia. Têm o inconveniente de produzir dispersões sólidas cristalinas, que são termodinamicamente mais estáveis e não libertam os fármacos tão rapidamente como as formas amorfas.

Segunda geração:

Nas dispersões sólidas de segunda geração, são utilizados transportadores amorfos em vez de transportadores cristalinos, que são frequentemente polímeros. Estes polímeros incluem polímeros sintéticos, como a povidona (PVP), os polietilenoglicóis (PEG) e os polimetacrilatos, bem como polímeros à base de produtos naturais, como a hidroxilpropilmetilcelulose (HPMC), a etilcelulose e a hidroxipropilcelulose ou derivados do amido, como as ciclodextrinas.

Terceira geração:

Investigações recentes revelaram que a taxa de dissolução pode ser melhorada se o transportador possuir atividade de superfície ou propriedades auto-emulsionantes. Como resultado, surgiram as dispersões sólidas de terceira geração. Os tensioactivos como a insulina, o inutec SP1, o compritol 888 ATO, o gelucire 44/14 e o poloxamer407 foram considerados como transportadores eficientes para alcançar uma elevada pureza de polimorfismo e aumentar a biodisponibilidade in vivo.

1.7 *VÁRIOS MÉTODOS DE PREPARAÇÃO DE DISPERSÕES SÓLIDAS* [5]

Método de amassadura:

Consiste numa pasta a partir da adição de uma quantidade mínima de líquido (água ou misturas aquosa-etano) suficiente para humedecer a mistura em pó de fármaco e polímeros. Em escala laboratorial, é realizada num almofariz com o auxílio de um pistilo. Industrialmente, a mistura dos componentes é realizada em uma amassadeira montada em eixo desligado. A secagem do material pode ser feita em vidro ou diretamente na amassadeira montada, seguida de pulverização para obter um tamanho de partícula uniforme. São relatadas variações desta técnica utilizando calor ou extrusoras granuladoras de leito fluidizado. Esta tecnologia é amplamente utilizada no sector farmacêutico devido à sua simplicidade, elevada eficiência e facilidade de implementação à escala.

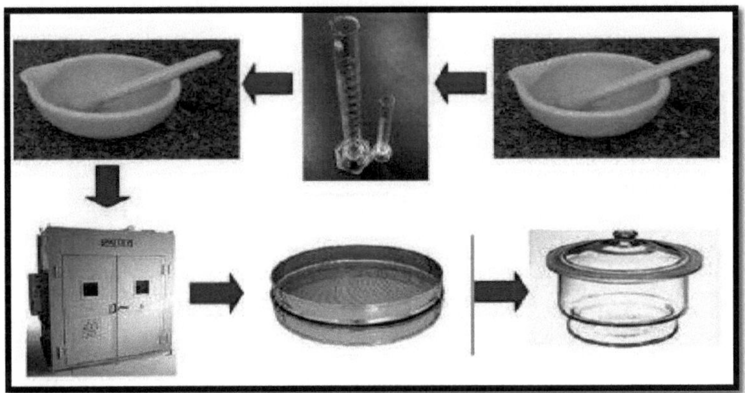

Figura 1: Representação esquemática do método Kneading

Método de fusão: O método de fusão envolve o aquecimento do veículo um pouco acima do seu ponto de fusão antes de incorporar o fármaco na matriz. Se o fármaco for altamente solúvel no veículo, pode ficar "dissolvido" no estado sólido, formando uma solução sólida. A mistura é rapidamente solidificada num banho de gelo enquanto se agita vigorosamente, sendo depois triturada e peneirada. A solidificação rápida ajuda a prender as moléculas do fármaco na matriz do solvente, levando à supersaturação devido à solidificação instantânea. As primeiras dispersões sólidas para uso farmacêutico foram feitas utilizando o método de fusão, envolvendo sulfatiazol e ureia, fundidos como uma mistura física na sua composição eutéctica, seguida de arrefecimento. O ponto eutéctico foi selecionado para assegurar a cristalização simultânea do fármaco e da matriz.

Método de evaporação do solvente: No método de evaporação por solvente, o fármaco e o veículo são dissolvidos num solvente orgânico ou num fluido supercrítico. O solvente é então evaporado sob temperatura controlada e pressão reduzida, causando supersaturação e co-precipitação dos componentes. O solvente residual na superfície das partículas é removido por secagem sob vácuo. Esta abordagem é ideal para fármacos sensíveis ao calor, uma vez que evita a necessidade de atingir o ponto de fusão do transportador. No entanto, um grande desafio é identificar um solvente que possa dissolver tanto o fármaco como o veículo, uma vez que a utilização de diferentes solventes pode levar à formação de vários polimorfos.

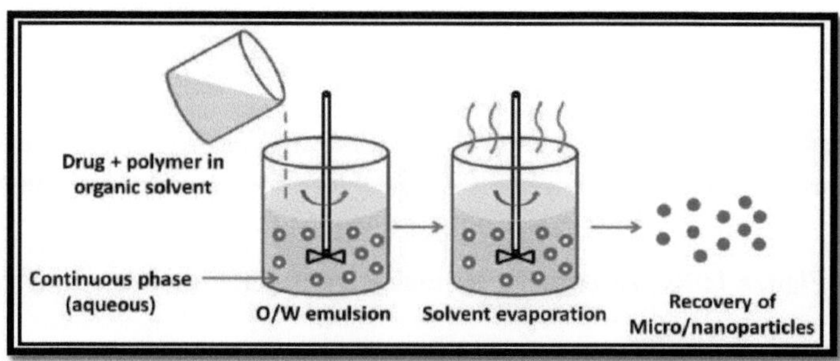

Figura 2: Representação esquemática do método de evaporação de solventes

Atomização (secagem por pulverização):

Na secagem por pulverização, a mistura eficiente e a rápida remoção da água melhoram o processo de complexação. Esta técnica permite um controlo preciso do tamanho das partículas, o que é especialmente útil para a produção de pós para administração pulmonar. O arrefecimento rápido a partir de azoto líquido e os elevados níveis de atomização resultam na formação de nanopartículas amorfas. No processo, podem ser utilizados líquidos criogénicos como o hélio, o propano, o árgon e o dióxido de silício. No entanto, o baixo rendimento e a exposição ao stress térmico são limitações. A Figura 3 ilustra como a secagem por pulverização forma partículas dispersas de tamanho pequeno e uniforme.

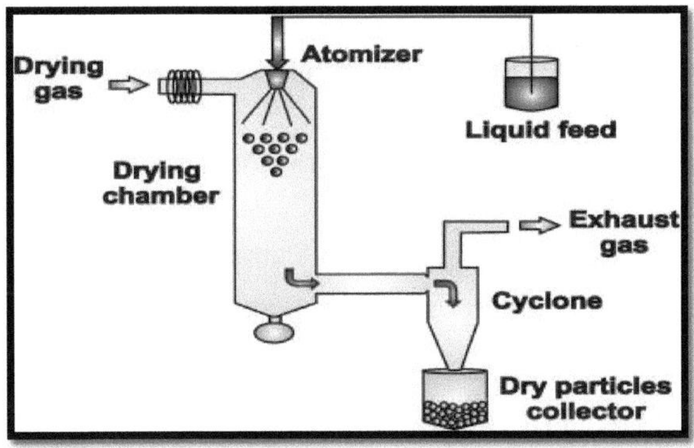

Figura 3: Representação esquemática do método de secagem por pulverização

Liofilização: A liofilização é sugerida para ultrapassar as limitações de outros métodos e atingir taxas de dissolução mais rápidas. Neste processo, o fármaco e o veículo são dissolvidos num solvente comum e congelados em azoto líquido. A solução congelada é depois liofilizada. Por exemplo, uma dispersão sólida de tenoxicam com leite desnatado preparada por liofilização aumentou a solubilidade em 23 vezes em comparação com o fármaco simples.

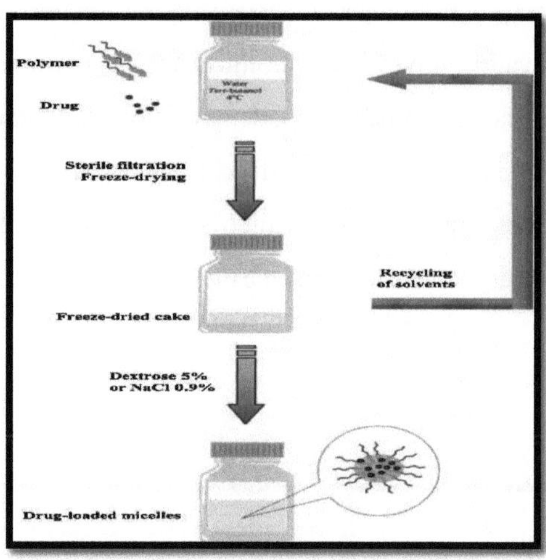

Figura 4: Representação esquemática do método de liofilização

Extrusão a quente: A extrusão por fusão a quente é um método eficiente para preparar dispersões sólidas utilizando uma extrusora de fusão a quente de rosca dupla, adequada apenas para materiais termoestáveis. A extrusora inclui uma tremonha, um barril, uma matriz, um parafuso de amassar e aquecedores. A mistura física é introduzida na tremonha, empurrada para a frente pelo parafuso de alimentação e extrudida através da matriz. Parâmetros chave como a velocidade do parafuso e o teor de água têm de ser optimizados, uma vez que influenciam grandemente a qualidade das dispersões sólidas. Pode ser adicionado um plastificante, como a triacetina ou o polietilenoglicol (5-30% em peso), para diminuir a viscosidade da fusão e reduzir as temperaturas de processamento[6] . O dióxido de carbono pode também atuar como um plastificante temporário, transformando-se em gás durante a extrusão e escapando do produto final. Outros plastificantes, como o metilparabeno e o sorbitol, também foram estudados quanto ao seu papel neste método.

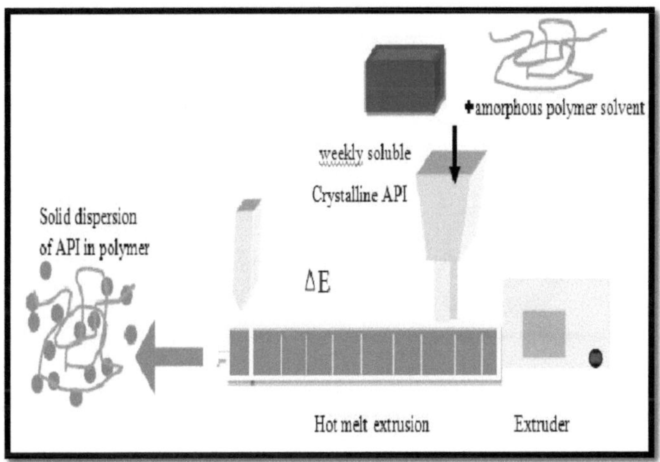

Figura 5: Representação esquemática do método de extrusão a quente

Método de co-precipitação:

Esta técnica parte de uma solução do fármaco em condições de quase saturação e, por alterações de temperatura ou adição de solventes orgânicos, obtém-se a precipitação do material sob a forma de complexos de inclusão. Os cristais obtidos são recolhidos por centrifugação ou filtração. Este método é amplamente utilizado à escala laboratorial. No entanto, o baixo rendimento obtido em escalas maiores, o risco de formação de complexos de inclusão com solventes orgânicos e o longo tempo de processamento (um a três dias) tornam-no pouco atrativo à escala industrial.

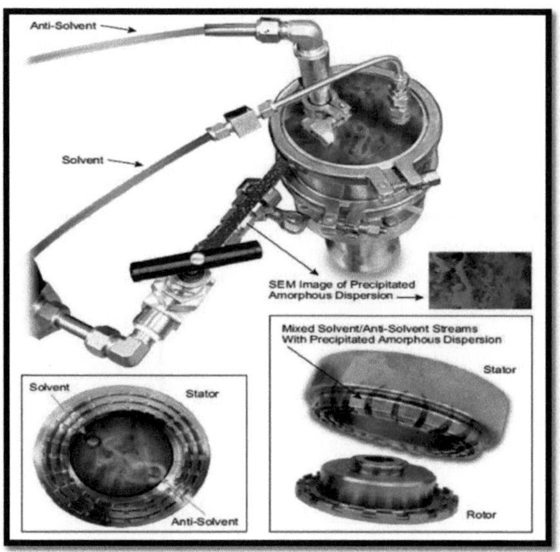

Figura 6: Representação esquemática do método de co-precipitação

Técnica de fusão por solvente:

Para ultrapassar os problemas associados à técnica de fusão, foi também proposta uma mistura dos métodos de fusão e de evaporação do solvente. Nesta técnica, o fármaco é dissolvido num solvente orgânico e misturado com o suporte fundido. O solvente é então evaporado e o produto resultante é pulverizado até atingir o tamanho desejado.

Tecnologia de fluidos super críticos :

A tecnologia dos fluidos supercríticos (SCF) foi introduzida no final da década de 1980 e no início da década de 1990. Um SCF é uma substância que existe acima do seu ponto crítico, que é definido pelas condições de temperatura e pressão em que coexistem os estados líquido e gasoso de uma substância. Quando um líquido é aquecido, a sua densidade continua a diminuir, enquanto a densidade do vapor que se está a formar continua a aumentar. No ponto crítico, as densidades do líquido e do gás são iguais e não existe fronteira de fase, como mostram as Figuras 7 e 8. Acima do ponto crítico, ou seja, na região supercrítica, o fluido possui o poder de penetração típico de um gás e o poder de solvência típico de um líquido .[7]

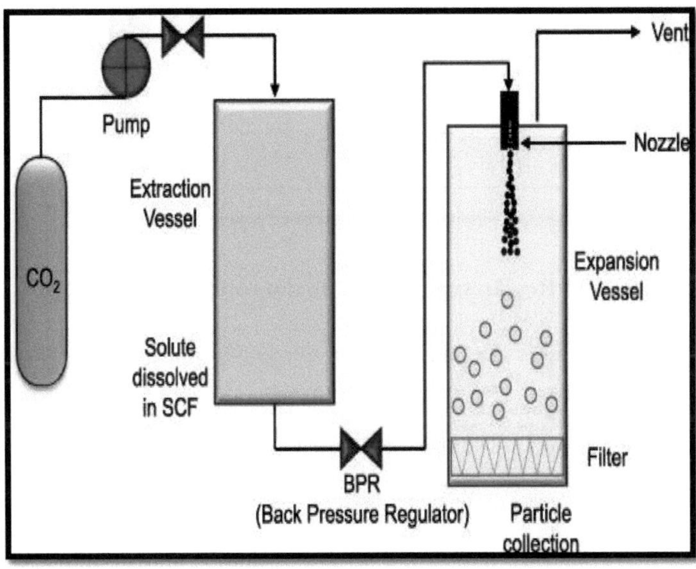

Figura 7: Representação esquemática da tecnologia de fluidos supercríticos

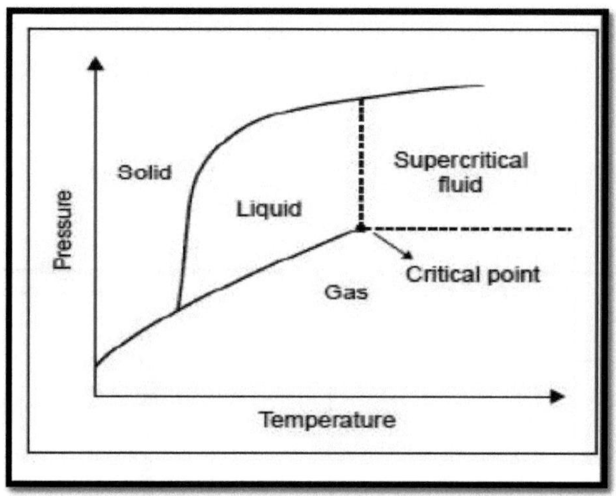

Figura 8: Região supercrítica de um composto hipotético

Os métodos de fluidos supercríticos são aplicados principalmente com dióxido de carbono (CO2), que é utilizado como solvente para o fármaco e a matriz ou como anti-solvente. Quando o CO_2 supercrítico é utilizado como solvente, a matriz e o fármaco são dissolvidos e pulverizados através de um bocal para um recipiente de expansão com uma pressão mais baixa, formando-se imediatamente partículas. A expansão adiabática da mistura resulta num arrefecimento rápido. Esta técnica não requer a utilização de solventes orgânicos e, uma vez que o CO_2 é considerado amigo do ambiente, esta técnica é designada por "sem solventes". A técnica é conhecida como Expansão Rápida de Solução Supercrítica (RESS). No entanto, a aplicação desta técnica é muito limitada, porque a solubilidade em CO_2 da maioria dos compostos farmacêuticos é muito baixa (<0,01 wt-%) e diminui com o aumento da polaridade.

Todas as outras técnicas supercríticas são métodos de precipitação. Embora geralmente rotulados como isentos de solventes, todos estes métodos de fluido supercrítico utilizam solventes orgânicos para dissolver o fármaco e a matriz e exploram a baixa solubilidade dos compostos farmacêuticos em CO_2. De facto, estas técnicas representam métodos alternativos para remover solventes de uma solução que contém tipicamente um fármaco e um polímero[8]. Um tipo comum de técnica de precipitação envolve a pulverização de uma solução que contém o fármaco e a matriz através de um bocal para um recipiente que contém um anti-solvente líquido ou supercrítico. O anti-solvente supercrítico penetra rapidamente nas gotículas, nas quais o fármaco e a matriz ficam supersaturados, cristalizam e formam partículas. O termo geral para este processo é Precipitação com Anti-Solvente Comprimido.

Complexação com ciclodextrina:

Outro método para aumentar a solubilidade do fármaco é a complexação com β-ciclodextrina. A ciclodextrina é vantajosa em relação às técnicas acima mencionadas devido à baixa higroscopicidade, à menor toxicidade (em comparação com as dispersões sólidas) e também à elevada fluidez e excelente compatibilidade e compressibilidade dos complexos de ciclodextrina. Além disso, a complexação com ciclodextrina melhora a estabilidade do fármaco numa formulação, resultando num prazo de validade mais longo. Por exemplo, Barbitúricos, AINEs.

A estrutura única da ciclodextrina permitiu-lhes servir como modalidades tão diversas como mimetizadores de enzimas, ferramentas de separação quiral e agentes complexantes nas indústrias farmacêuticas. A progressão destes derivados úteis de brinquedos para ferramentas é o resultado direto da sua disponibilidade em formas altamente puras, da sua extrema utilidade como excipientes farmacêuticos para aumentar a solubilidade, a biodisponibilidade, a estabilidade e a aceitação geral por vários organismos reguladores.

Ciclodextrinas:

As ciclodextrinas, que foram recentemente reconhecidas como excipientes farmacêuticos úteis, compreendem uma família de oligossacáridos cíclicos produzidos a partir do amido por degradação enzimática. A enzima ciclodextrina-glucosil transferase produzida por *Bacillus macerans* actua sobre o amido parcialmente hidrolisado e produz uma mistura de dextrinas cíclicas e acíclicas a partir das quais a ciclodextrina é isolada. A β-ciclodextrina parece ser o agente complexante mais útil devido ao seu tamanho único de cavidade e à facilidade com que pode ser obtida à escala industrial. A β-ciclodextrina apresenta uma solubilidade em água de 1,8g/100ml. Recentemente, as derivações da β-ciclodextrina foram alvo de uma atenção considerável devido à sua elevada solubilidade em água (>50g/100ml). A metilação parcial de alguns hidroxilos (OH) da ciclodextrina reduz as ligações de hidrogénio intermoleculares, deixando alguns grupos hidroxilos livres para interagir com a água, aumentando assim a solubilidade aquosa da ciclodextrina. Pertencem às ciclodextrinas metiladas (dimetil β-ciclodextrina e trimetil β-ciclodextrina). A alquilação dos grupos hidroxilo da ciclodextrina produziu β-ciclodextrina alquilada com hidroxilo (2-hidroxi etil β-ciclodextrina, 2-hidroxipropil β-ciclodextrina). Esta modificação resulta numa maior solubilidade da hidroxil propil β-ciclodextrina e dos seus complexos em comparação com a β-ciclodextrina. Os grupos hidroxilo e os grupos hidroxil-propilo são o exterior da molécula e interagem com a água para proporcionar o aumento da solubilidade aquosa da β-ciclodextrina hidroxil-propil.

Complexação de ciclodextrinas:

A capacidade de formar compostos de inclusão em solução aquosa deve-se à disposição típica das unidades de glucose em soluções aquosas. As ciclodextrinas formam complexos com muitos fármacos através de um processo em que as moléculas de água localizadas na cavidade central são substituídas por toda a molécula do fármaco ou, mais frequentemente, por uma parte lipofílica da estrutura do fármaco. O interior da cavidade das ciclodextrinas é relativamente hidrofílico devido à presença dos carbonos esqueléticos e do oxigénio etéreo, que constituem a cavidade, enquanto as entradas da cavidade são hidrofílicas devido à presença de grupos hidroxilo primários e secundários. Como as moléculas de água situadas no interior da cavidade não podem satisfazer o seu potencial de ligação de hidrogénio, têm uma entalpia mais elevada do que as moléculas de água situadas na solução. A água no interior da cavidade tende a ser espremida e a ser substituída por espécies mais hidrofóbicas. Assim, as moléculas de tamanho e estereoquímica adequados podem ser incluídas na ciclodextrina através de interações hidrofóbicas.

A água é o solvente preferido para a complexação. O hóspede ou protão que se complexifica com a cavidade da ciclodextrina é um não-polar (hidrofóbico) e prefere o ambiente não-polar da cavidade da ciclodextrina em vez do ambiente aquoso polar, pelo que a água proporciona uma força motriz para a reação de complexação, para além de dissolver o hóspede e a ciclodextrina.

Os complexos são preparados pelos seguintes métodos :[9]

- Mistura física
- Método de amassar
- Método do solvente comum

Mistura física:

Geralmente, o fármaco e a ciclodextrina em diferentes proporções molares são misturados em motar durante cerca de uma hora com trituração constante e passados através do peneiro n. 60 ou 80 e armazenados num dessecador.

Método de amassadura:

O fármaco e as ciclodextrinas em diferentes proporções são colocados num motar. Em primeiro lugar, adiciona-se ciclodextrina a um motar, adiciona-se uma pequena quantidade de água durante a trituração para obter uma consistência semelhante a uma pasta. Em seguida, o fármaco é lentamente incorporado na pasta e a trituração é continuada durante uma hora. A pasta é mais ar a 25ºc por dois dias, pulverizada e passada pela peneira no. 60 ou 80 e armazenado em um dessecador sobre cloreto de cálcio fundido.

1.8 *APLICAÇÕES DAS CICLODEXTRINAS*

Complexos de inclusão de β-ciclodextrina:

Melhoria da biodisponibilidade: os fármacos com fraca biodisponibilidade têm normalmente baixa solubilidade em água e/ou tendem a ser altamente cristalinos. Como as ciclodextrinas são solúveis em água, formam inclusões com moléculas polares ou grupos funcionais em compostos insolúveis em água. O complexo resultante oculta a maior parte da funcionalidade hidrofóbica na cavidade interior da ciclodextrina, enquanto os grupos hidroxilo hidrofílicos na sua superfície externa permanecem expostos ao ambiente[10] . O efeito líquido é um complexo ciclodextrina-fármaco solúvel em água. Para além de melhorarem a solubilidade, as ciclodextrinas também impedem a cristalização dos ingredientes activos, complexando as moléculas individuais do fármaco de modo a que estas deixem de se poder auto-montar numa estrutura cristalina.

Estabilização ativa: para que uma molécula ativa se degrade após exposição a radiação, calor, oxigénio ou água, é necessário que ocorram reacções químicas. Quando uma molécula está confinada dentro da cavidade da ciclodextrina, é difícil para os reagentes (água ou oxigénio) difundirem-se na cavidade e reagirem com o convidado protegido. Em caso de degradação térmica ou induzida por radiação, o ativo tem de ser submetido a uma molécula dentro da cavidade, sendo difícil que o ativo se fragmente após a exposição ao calor ou à luz, caso contrário os fragmentos não têm a mobilidade necessária para se separarem e reagirem antes de ocorrer uma simples recombinação.

Mascaramento do odor ou do sabor: através do encapsulamento na cavidade da ciclodextrina, as moléculas ou grupos funcionais específicos que causam sabores ou odores desagradáveis são escondidos dos receptores sensoriais. As formulações resultantes têm pouco ou nenhum sabor ou odor e são muito agradáveis para o doente.

Melhoria da compatibilidade: muitas vezes, gostaríamos de combinar vários ingredientes ou activos de medicamentos numa única formulação devido ao potencial de benefícios sinérgicos, no entanto, os diferentes medicamentos são frequentemente incompatíveis entre si ou com outro ingrediente inativo numa formulação. O encapsulamento de um dos ingredientes incompatíveis numa molécula de ciclodextrina estabiliza a formulação, separando fisicamente os componentes para evitar a interação química.

Vantagens do manuseamento de materiais: os ingredientes activos que são óleos/líquidos ou materiais voláteis podem ser difíceis de manusear e formular em formas de dosagem sólidas estáveis. O encapsulamento destes tipos de substâncias numa ciclodextrina converte-as num pó sólido que tem boas propriedades de fluxo e pode ser convenientemente formulado num comprimido através de processos e equipamento de produção convencionais.

Redução da irritação: os ingredientes activos que irritam o estômago, a pele ou os olhos podem ser encapsulados numa ciclodextrina para reduzir a sua irritação. A formação de um complexo de inclusão reduz a concentração local do ingrediente ativo livre abaixo do limiar de irritação. À medida que o complexo se dissocia gradualmente, o ingrediente ativo é absorvido pelo corpo para benefícios terapêuticos, mas a sua concentração local livre permanece abaixo dos níveis que podem ser irritantes.

Sistema de administração oral de fármacos: foram também formulados complexos de dissolução rápida com ciclodextrina para administração bucal e sublingual neste tipo de sistema de administração de fármacos, o que permite um aumento rápido da concentração sistémica do fármaco, bem como evitar o metabolismo sistémico e hepático de primeira passagem, tal como uma maior solubilidade da ofloxacina.

1.9 Aplicações farmacêuticas da dispersão sólida :[11]

- Para melhorar a absorção do medicamento.
- Para obter uma distribuição homogénea de uma pequena quantidade de fármaco no estado sólido.
- Para estabilizar medicamentos instáveis e proteger contra a decomposição por processos como a hidrólise, a oxidação, a racemização, a foto-oxidação, etc.
- Dispensar compostos líquidos ou gasosos.
- Formular uma dose inicial de libertação rápida numa forma de dosagem de libertação sustentada.
- Para formular uma preparação de libertação sustentada de fármacos solúveis, dispersando o fármaco num veículo pouco solúvel ou insolúvel.
- Para reduzir os efeitos secundários: a) a capacidade de ligação dos fármacos, por exemplo, à membrana dos eritrócitos, é diminuída através da formação do seu complexo de inclusão; b) os danos causados às membranas mucosas do estômago por determinados anti-inflamatórios não esteróides podem ser reduzidos através da administração de um composto de inclusão.

- Para disfarçar o sabor e o cheiro desagradáveis. O sabor muito desagradável do antidepressivo famoxetina foi dificultado pelo desenvolvimento de formulações líquidas orais. O sabor amargo foi bastante suprimido quando o complexo sólido de famoxetina foi formulado como suspensão aquosa.
- Para converter compostos líquidos em formulações. Os medicamentos líquidos podem ser fabricados como formulações de medicamentos sólidos.

1.10 *CARACTERIZAÇÃO DA DISPERSÃO SÓLIDA*

Podem ser utilizadas várias técnicas para identificar a natureza física das dispersões sólidas. No entanto, nenhum método isolado pode fornecer a informação completa, pelo que é preferível uma combinação racional dos métodos.

Determinação da taxa de dissolução:

O método envolve a comparação das taxas de dissolução in vitro do componente soluto de um comprimido de superfície constante feito de dispersão molecular (ou seja, solução sólida ou de vidro) com uma mistura física da mesma composição química. A técnica é simples de executar. Indica se a dispersão sólida melhorou ou não a taxa de dissolução. O grau de cristalinidade também pode ser estudado se for efectuado em condições normalizadas .[12]

Utilizando IR ou FTIR:

A extensão das interações entre o fármaco e a matriz pode ser medida. As interações são indicativas do modo de incorporação do fármaco, uma vez que as moléculas de fármaco dispersas separadamente terão mais interações fármaco-matriz do que quando o fármaco está presente em aglomerados amorfos ou noutros arranjos de múltiplas moléculas.

Métodos termo-microscópicos:

Trata-se de um método de análise visual que utiliza um microscópio polarizado com uma fase quente para determinar os pontos de descongelação e de fusão de sólidos[13] . O método é vantajoso porque é necessária uma pequena quantidade de amostra e a observação direta das alterações que ocorrem na amostra através das fases de descongelação e fusão. A técnica tem sido utilizada para apoiar a medição DTA ou DSC. Fornece informações sobre o diagrama de fases de sistemas binários.

Análise térmica diferencial (DTA):

Este é um método térmico eficaz para estudar o equilíbrio de fases de uma substância pura ou de uma mistura sólida. As alterações térmicas diferenciais que acompanham as alterações físicas e químicas são registadas em função da temperatura à medida que a substância é aquecida a uma taxa uniforme. Para além do descongelamento e da fusão, podem ser detectadas a transição polimórfica, a evaporação, a sublimação, a dessolvatação e outros tipos de alterações, como a decomposição da amostra. O método tem sido utilizado rotineiramente para identificar diferentes tipos de dispersão sólida. A maior vantagem da utilização desta técnica é a construção de diagramas de fase de elevada reprodutibilidade; é permitida uma gama de temperaturas mais elevada, o que permite uma maior resolução. Pode ser utilizada uma amostra de dimensão inferior a 1 mg.

Colorimetria Exploratória Diferencial (DSC)

Na DSC, tanto a amostra como os materiais de referência são sujeitos a um aquecimento linear, mas ambos são mantidos à mesma temperatura. Aqui a mudança de temperatura não é registada, mas o fluxo de calor para o sistema é registado, o que é necessário para manter as condições isotérmicas. O método é útil para estudar o comportamento de cristalização e fusão e derivar diagramas de fase de dispersões sólidas.

Difração de raios X (XRD):

Nesta ferramenta analítica, mede-se a intensidade da reflexão dos raios X, que é uma função do método de difração.

O método de difração é uma ferramenta muito importante e eficaz no estudo da natureza física da dispersão sólida, que tem sido utilizada em estudos de estrutura cristalina de duas formas diferentes .[14]

- ✓ A cristalografia de raios X de cristal único trata da determinação do ângulo de ligação e das distâncias inter atómicas.
- ✓ A difração de raios X de potência trata do estudo do parâmetro da rede cristalina, em que a intensidade da difração de raios X de uma amostra é medida em função dos ângulos de difração. Assim, as alterações no padrão de difração indicam alterações na estrutura cristalina. A relação entre o comprimento de onda dos raios X, o ângulo de difração, θ, e a distância entre cada conjunto de planos atómicos da estrutura cristalina, d, é dada pela equação: $M\lambda=2d \sin \theta$, onde M representa a ordem de difração.

Espectroscopia FT-IR:

A espetroscopia FT-IR é utilizada para estudar a possibilidade de uma interação entre o fármaco e o polímero no estado sólido. A espetroscopia de infravermelhos (IR) pode ser utilizada para detetar a variação na distribuição de energia das interações entre o fármaco e a matriz .[15]

Microscopia eletrónica de varrimento:

Normalmente, fornece informações primárias sobre o sistema e indica a natureza amorfa ou cristalina das dispersões sólidas. No entanto, a aplicação da técnica do microscópio eletrónico limita-se geralmente a produtos químicos de alta resolução.

Métodos termodinâmicos:

Nesta análise, os diagramas de fase dos sistemas eutécticos e de solução sólida fornecem o valor dos calores de fusão, entropias e pressões parciais em várias composições que ajudam a determinar o intervalo de solubilidade abaixo da temperatura de equilíbrio sólido-líquido.

Método de Sorção de Vapor de Água:

A sorção de vapor de água pode ser utilizada para distinguir entre material amorfo e cristalino quando a higroscopicidade é diferente. Este método requer dados exactos sobre a higroscopicidade de amostras completamente cristalinas e completamente amorfas.

Medição por microcalorimetria isotérmica:

A Microcalorimetria Isotérmica mede a energia de cristalização de um material amorfo que é aquecido acima da sua temperatura de transição vítrea (Tg). No entanto, esta técnica tem algumas limitações. Em primeiro lugar, esta técnica só pode ser aplicada se a estabilidade física for tal que a cristalização só ocorra durante a medição. Em segundo lugar, tem de se assumir que todo o material amorfo cristaliza. Em terceiro lugar, numa mistura binária de dois compostos amorfos, é difícil distinguir entre as energias de cristalização do fármaco e da matriz.

Técnicas Macroscópicas:

As técnicas macroscópicas que medem as propriedades mecânicas que são diferentes para o material amorfo e cristalino podem ser indicativas do grau de cristalinidade. As medições de densidade e a análise mecânica dinâmica (DMA) determinam o módulo de elasticidade e a viscosidade, sendo assim afectadas pelo grau de cristalinidade. No entanto, também estas técnicas requerem conhecimentos sobre a atividade destas propriedades em sólidos binários intimamente misturados .[16]

Deteção da estrutura molecular em dispersões de sólidos amorfos:

As propriedades de uma dispersão sólida são altamente afectadas pela uniformidade da distribuição do fármaco na matriz. A estabilidade e o comportamento de dissolução podem ser diferentes para dispersões sólidas que não contenham quaisquer partículas cristalinas de fármaco. No entanto, apenas alguns estudos se centram na discriminação entre partículas amorfas incorporadas versus distribuição molecular ou misturas homogéneas.

Espectroscopia Raman confocal:

É utilizado para medir a homogeneidade da mistura sólida de ibuprofeno em PVP. Foi descrito que um desvio padrão no conteúdo do fármaco inferior a 10% era indicativo de uma distribuição homogénea. Devido ao tamanho do pixel de 2-3 mm, permanece a incerteza quanto à presença de partículas de fármaco amorfas de tamanho nanométrico.

Calorimetria Exploratória Diferencial Modulada por Temperatura (TMDSC):

É utilizado para avaliar o grau de mistura de um fármaco incorporado. Devido à modulação, os eventos reversíveis e irreversíveis podem ser separados. Por exemplo, as transições vítreas (reversíveis) são separadas da cristalização ou relaxamento (irreversíveis) em materiais amorfos. Além disso, o valor da Tg é uma função da composição da dispersão sólida homogeneamente misturada[17]. Foi demonstrado que a sensibilidade da TMDSC é superior à da DSC convencional. Por conseguinte, esta técnica pode ser utilizada para avaliar a quantidade de fármaco disperso molecularmente e, a partir daí, calcular a fração de fármaco que está dispersa como moléculas separadas.

Alguns exemplos de dispersões sólidas no mercado:

- Sporanox® (itraconazol)
- Intelence® (etravirina)
- Prograf® (tacrolimus)
- Crestor® (rosuvastatina)
- Gris-PEG® (griseofulvina)
- Cesamet® (nabilona)

II. PERFIL DO MEDICAMENTO E DO EXCIPIENTE

2.1 Perfil do medicamento:

Nome genérico: Irbesartan

Nome da marca: Avapro

Estrutura:

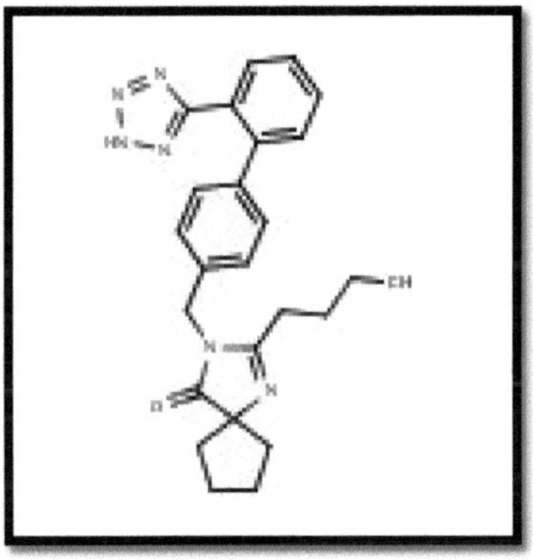

Descrição:

O irbesartan é um bloqueador dos receptores da angiotensina (BRA) utilizado principalmente no tratamento da hipertensão.

Compete com a angiotensina II na ligação ao subtipo de recetor AT1.

Fórmula química: $C_{25}H_{28}N_{6}$O

Peso molecular: 428,5294 g/mol

Solubilidade em água: 0,00884 mg/ml

Nome IUPAC: 2-Butil-3-{[2'-(1H-tetrazol-5-il) bifenil-4-il] metil}-1,3-diazaspiro [4.4] non-1-en-4-ona

Ponto de fusão: 180-181 °C

Registo P: 6

Biodisponibilidade:

Meia-vida: 11-15 horas

Ligação às proteínas: 90%

Via de eliminação: O irbesartan é metabolizado por conjugação e oxidação de glucuronídeos. Os seus metabolitos são excretados por via biliar e renal.

Volume de distribuição: 53 a 93 L

Categoria: Agente anti-hipertensivo

Dose: 75, 150, 300 mg

FARMACOLOGIA

Mecanismo de ação:

- O irbesartan é um derivado não peptídico do tetrazol e um antagonista da angiotensina II que bloqueia seletivamente a ligação da angiotensina II ao recetor AT_1 recetor.
- No sistema renina-angiotensina, a angiotensina I é convertida pela enzima conversora de angiotensina (ECA) para formar angiotensina II. A angiotensina II estimula o córtex adrenal a sintetizar e secretar aldosterona, que diminui a excreção de sódio e aumenta a excreção de potássio.

Farmacodinâmica:

- O principal agente pressor do sistema renina-angiotensina é responsável por efeitos como a vasoconstrição, a estimulação da síntese e libertação de aldosterona, a estimulação cardíaca e a reabsorção renal de sódio.
- O irbesartan é um antagonista competitivo específico dos receptores AT_1 receptores com uma afinidade muito maior (mais de 8500 vezes) para o AT_1 do que para o recetor AT_2 recetor e nenhuma atividade agonista.

Indicação:

- Para o tratamento da hipertensão, bem como da nefropatia diabética com uma creatinina sérica elevada e proteinúria (>300 mg/dia) em doentes com diabetes de tipo 2 e hipertensão.
- O irbesartan é também utilizado como agente de segunda linha no tratamento da insuficiência cardíaca congestiva.

2.2 PERFIL DO POLÍMERO

1) β - CICLODEXTRINA:

Sinónimos: Beta - ciclo amilose; Beta -dextrina; Ciclo hepta amilose e Ciclo hepta glucano

Categoria funcional: Agente solubilizante e agente estabilizador

Fórmulas empíricas: $C_{42}H_{70}O_{35}$

Peso molecular: 1135 Daltons

Descrição: Pó ampola branco, praticamente inodoro, com um sabor ligeiramente doce.

Ponto de fusão: 55 a 265 C^0

Solubilidade: Solúvel 1 em 200 partes de propileno glicol, 1 em 50 de água a 20c e 1 em 20 a 50 c^0

Estabilidade e condições de armazenamento: estável no estado sólido se protegido de humidade elevada. Deve ser armazenado num recipiente hermeticamente fechado, em local fresco e seco.

Segurança: Utilizado em formulações farmacêuticas orais

Precauções de manuseamento: Deve ser manuseado num ambiente bem ventilado. Devem ser feitos esforços para limitar a produção de poeiras, que podem ser explosivas

2) HIDROXIPROPILMETILCELULOSE

A hidroxipropilmetilcelulose é um éter alquil-hidroxil-alquilcelulósico misto e pode ser considerada como o éter propilenoglicol da metilcelulose.

Denominação química: Celulose, hidroxipropilmetilcelulose

Graus: Os graus Methocel-E5, E15, E50, E4M, F50, F4M, K4M, 15M e E- são geralmente adequados como formadores de película, os graus K como espessantes, bem como agentes formadores de matriz.

Descrição: Trata-se de um pó fibroso ou granular inodoro, insípido, branco ou branco-creme.

Solubilidade: Solúvel em água fria, formando uma solução coloidal viscosa, solúvel em CH_3OH:CH_2Cl_2 (1:1), solúvel numa mistura de CH_2Cl_2 e álcool isopropílico, outros solventes orgânicos.

Densidade: 0,25 a o,70 g/cm^3

pH: 6,0 a 8,0 (solução aquosa a 1%)

Viscosidade: HPMC E5cps, 15cps (solução aquosa a 2%)

HPMC E4M, 4000cps (solução aquosa a 2%)

HPMC F4M, 4000cps (solução aquosa a 2%)

Estabilidade: Muito estável em condições secas, as soluções são estáveis a pH 3,0-11,0 As soluções aquosas são susceptíveis de afetar os microrganismos.

Utilizações: Agente de suspensão, agente de aumento da viscosidade e agente formador de película. Aglutinante de comprimidos e ingrediente de pomada adesiva.

3) <u>GELATINA</u>:

Nome do excipiente: Gelatina

Descrição: A gelatina é um produto alimentar translúcido, incolor e sem sabor, derivado do colagénio obtido a partir de vários subprodutos animais.

Propriedades: Solubilidade - A gelatina incha em água fria e é completamente solúvel em água quente. É necessária uma temperatura de cerca de 60̊c para libertar a estrutura ordenada da gelatina no estado seco.

Capacidade de espessamento - a adição de gelatina a uma solução aumenta a sua viscosidade.

Utilizações: Utilizado habitualmente como agente gelificante em alimentos, produtos farmacêuticos e preparações cosméticas.

4) <u>PEG4000</u>:

Nome do excipiente: PEG 4000

Pureza: 99%

Identidade química: Poli etilenoglicol 4000

Fórmula molecular: HO(CH_2CH_2O) n H

Peso molecular: 4000

Solubilidade: Solúvel em água e etanol

Valor HLB: 20

Ponto de congelação: 53-58 c^o

pH: 7

III. METODOLOGIA

3.1 Construção do gráfico padrão do irbesartan por espetrómetro UV

Uma quantidade pesada de fármaco (100 mg) foi colocada num balão volumétrico (100 ml) e dissolvida numa pequena quantidade de metanol. Finalmente, o volume foi completado até à marca com HCl 0,1N (stock 1, ou seja, 1mg/mL)[18] . A partir do qual se preparou o stock secundário, colocando 1mL do stock primário num balão volumétrico de 10mL e completando o volume até à marca. (stock II 100µg/mL). A partir das soluções de reserva acima referidas, foram preparadas diferentes concentrações de soluções (ou seja, 2, 4, 6, 8, 10 e 12 µg/mL) que foram analisadas por espetrómetro UV-visível a 224nm.

3.2 ESTUDOS DE SOLUBILIDADE DE FASE

3.2.1 Estudos de solubilidade de fase da β-ciclodextrina

Os estudos de solubilidade foram efectuados de acordo com o método descrito por Higuchi e Connors. Foram preparadas diferentes concentrações de soluções de β-ciclodextrina nas concentrações de 5, 10, 15, 20 e 25% utilizando água destilada (10 ml). A cada uma destas concentrações foi adicionada uma quantidade excessiva de fármaco. Em seguida, estas soluções foram mantidas em agitação no agitador durante 72 horas[19] . Após 72 horas, as amostras foram centrifugadas, o sobrenadante foi adequadamente diluído e estimado quanto à concentração de irbesartan utilizando o espetrómetro UV a 224 nm.

3.2.2 Estudos de solubilidade de fase do HPMC K4M

Os estudos de solubilidade foram efectuados de acordo com o método descrito por Higuchi e Connors. Foram preparadas diferentes concentrações de soluções de HPMC K4M nas concentrações de 5, 10, 15, 20 e 25% utilizando água destilada (10 ml). A cada uma destas concentrações foi adicionada uma quantidade excessiva de fármaco. Em seguida, estas soluções foram mantidas em agitação num agitador durante 72 horas. Após 72 horas, as amostras foram centrifugadas, o sobrenadante foi adequadamente diluído e estimado quanto à concentração de irbesartan utilizando o espetrómetro UV a 224 nm.

3.2.3. Estudos de solubilidade de fase do PEG 4000

Os estudos de solubilidade foram efectuados de acordo com o método descrito por Higuchi e Connors[20] . Foram preparadas diferentes concentrações de soluções de PEG 4000 nas concentrações de 5, 10, 15, 20 e 25% utilizando água destilada (10 ml). A cada uma destas concentrações foi adicionada uma quantidade excessiva de fármaco. Em seguida, estas soluções foram mantidas em agitação num agitador durante 72 horas. Após 72 horas, as amostras foram centrifugadas, o sobrenadante foi adequadamente diluído e estimado quanto à concentração de irbesartan utilizando o espetrómetro UV a 224 nm.

3.2.4. Estudos de solubilidade de fases da gelatina

Os estudos de solubilidade foram efectuados de acordo com o método descrito por Higuchi e Connors. Foram preparadas diferentes concentrações de soluções de gelatina nas concentrações de 5, 10, 15, 20 e 25% utilizando água destilada (10 ml). A cada uma destas concentrações foi adicionada uma quantidade excessiva de fármaco[21] . Em seguida, estas soluções foram mantidas em agitação num agitador durante 72 horas. Após 72 horas, as amostras foram centrifugadas, o sobrenadante foi adequadamente diluído e estimado quanto à concentração de irbesartan utilizando o espetrómetro UV a 224nm.

3.3 PREPARAÇÃO DE MISTURAS FÍSICAS

Foram preparadas misturas físicas de irbesartan na proporção de 1:9, misturando quantidades pesadas de irbesartan e de agentes de transporte num almofariz de vidro até se obter uma mistura homogénea[22] . Em seguida, estas misturas foram recolhidas e armazenadas em exsicadores até à sua utilização posterior.

3.4 PREPARAÇÃO DA DISPERSÃO SÓLIDA

Quadro 3: Formulação de dispersões sólidas com β-ciclodextrina

Formulação	Irbesartan	β-ciclodextrina	Rácio
SDC_1	1	3	1:3
SDC_2	1	5	1:5
SDC_3	1	7	1:7
SDC_4	1	9	1:9

Quadro 4: Formulação de dispersões sólidas com HPMC K4M

Formulação	Irbesartan	HPMC K4M	Rácio
SDH_1	1	3	1:3
SDH_2	1	5	1:5
SDH_3	1	7	1:7
SDH_4	1	9	1:9

Tabela 5: Formulação de dispersões sólidas com PEG 4000

Formulação	Irbesartan	PEG 400	Rácio
SDP_1	1	3	1:3
SDP_2	1	5	1:5

SDP_3	1	7	1:7
SDP_4	1	9	1:9

Tabela 6: Formulação de dispersões sólidas com Gelatina

Formulação	Irbesartan	Gelatina	Rácio
SDG_1	1	3	1:3
SDG_2	1	5	1:5
SDG_3	1	7	1:7
SDG_4	1	9	1:9

3.5 DOSEAMENTO DO IRBESARTAN

A dispersão sólida de irbesartan e β-ciclodextrina, HPMC K4M, PEG 4000 e gelatina nas proporções de 1:3, 1:5, 1:7 e 1:9 foi colocada em 25 ml de metanol num frasco cónico e mantida num agitador rotativo durante 1 hora. Após este período, as amostras foram centrifugadas durante 15 minutos e o sobrenadante foi filtrado e diluído adequadamente. Estas amostras foram analisadas no espetrómetro de UV-visível a 224 nm .[23]

3.6 EFICIÊNCIA DA INCLUSÃO

O complexo amassado e as misturas físicas (25 mg) foram colocados num balão volumétrico de 25 ml. Adicionou-se metanol (10 ml), misturou-se bem e procedeu-se à sonicação durante 30 minutos. O volume foi completado até ao traço com metanol. A solução foi adequadamente diluída com o mesmo solvente e testada espectrofotometricamente quanto ao teor de fármaco a 224 nm. O teor de irbesartan foi calculado com base na concentração do fármaco e no fator de diluição .[24]

3.7 ESTUDO DE DISSOLUÇÃO IN VITRO

A dissolução das dispersões sólidas preparadas foi efectuada. As seguintes condições são seguidas para o procedimento de dissolução .[25]

Meio de dissolução - HCl 0,1N

Aparelho de dissolução - USP apparatus I (Basket)

As rpm foram definidas para 100

A temperatura do meio foi mantida a 37,5±0,5ºC.

λ_{max} - 224nm.

3.8 CARATERIZAÇÃO

Microscopia eletrónica de varrimento

As caraterísticas da superfície das amostras foram estudadas por microscopia eletrónica de varrimento (SEM) utilizando o microscópio eletrónico de varrimento quanta 200. Foram registadas micrografias com diferentes ampliações para estudar as caraterísticas morfológicas e de superfície das dispersões sólidas .[26]

Espectroscopia de infravermelhos com transformada de Fourier

Os espectros de infravermelhos com transformada de Fourier (FT-IR) foram obtidos utilizando um espetrómetro FTIR modelo Shimadzu IR prestige 21, que foi utilizado para caraterizar as possíveis interações entre o fármaco e o veículo no estado sólido[27] . As amostras foram preparadas pelo método de pastilhas de KBr e o espetro foi registado na gama de 4000-400 cm^{-1}

Calorimetria Exploratória Diferencial

A Calorimetria Exploratória Diferencial foi utilizada para estudar o comportamento térmico das amostras. As termografias DSC foram efectuadas com o calorímetro diferencial Perkin-Elmer para determinar os traços térmicos DSC[28] . As amostras de dispersão sólida ou misturas físicas de fármaco-transportador foram colocadas numa panela de alumínio padrão. O instrumento foi calibrado com índio, foi utilizado azoto seco como gás de arrastamento com um caudal de 80 ml/min e foi utilizada uma velocidade de varrimento de 10^0 C/min até 300^0 C/min. O peso de cada amostra foi de 4,0 mg.

3.9 ANÁLISE DOS DADOS DE DISSOLUÇÃO

Eficiência de dissolução (DE%)

A eficiência da dissolução (DE) é definida como a área sob a curva de dissolução até um determinado tempo (t), expressa como uma percentagem da área do retângulo descrita por 100% de dissolução no mesmo tempo .[29]

Tempo médio de dissolução MDT (min)

A fim de avaliar a extensão comparativa do aumento da taxa de dissolução a partir de SDs, foi calculado o tempo médio de dissolução (MDT) .[30,31]

A **taxa de dissolução média (MDR)** pode ser calculada de acordo com a seguinte equação:

T50% - tempo necessário para libertar 50% do fármaco.

Foi registada a quantidade de fármaco libertado após 15 minutos (Q_{15}) e 120 minutos (Q_{120}).

IV. RESULTADOS E DISCUSSÃO

4.1 RESULTADOS

4.1.1 CONSTRUÇÃO DO GRÁFICO PADRÃO DO IRBESARTAN POR ESPECTRÓMETRO UV-VISÍVEL

A absorvância do Irbesartan foi medida para a diluição preparada a 224nm utilizando o espetrómetro uv-visível. A gama de linearidade mostra 2-12 µg/ml. A curva de calibração foi traçada e a equação foi encontrada para ser y = 0,073x com R^2valor de 0,998

Tabela 7: Gráfico padrão do irbesartan em HCl 0,1N a 224nm

Concentração	Absorvância
0	0
2	0.160
4	0.28
6	0.434
8	0.582
10	0.845
12	0.891

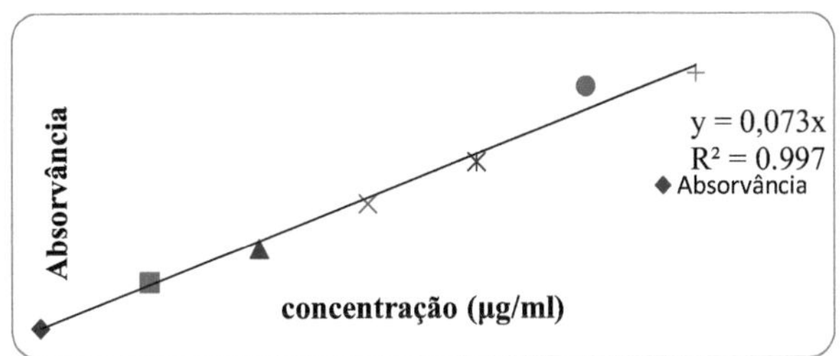

Figura 9. Gráfico de calibração padrão do irbesartan em HCl 0,1N

4.2 ESTUDOS DE SOLUBILIDADE DE FASE

4.2.1 Estudo de solubilidade de fase da β-ciclodextrina

A solubilidade de fase do irbesartan utilizando β-ciclodextrina foi efectuada com concentrações variadas de transportador e os resultados podem ser observados na tabela e no gráfico seguintes

Quadro 8: Estudo de solubilidade de fase da utilização de diferentes concentrações de β-ciclodextrina no Irbesartan

Concentração de polímero (%w/v)	Concentração de Irbesartan (mg/mL)
0	0
5	0.340
10	0.362
15	0.563
20	0.729
25	0.918
R2	0.953
Declive	0.0037

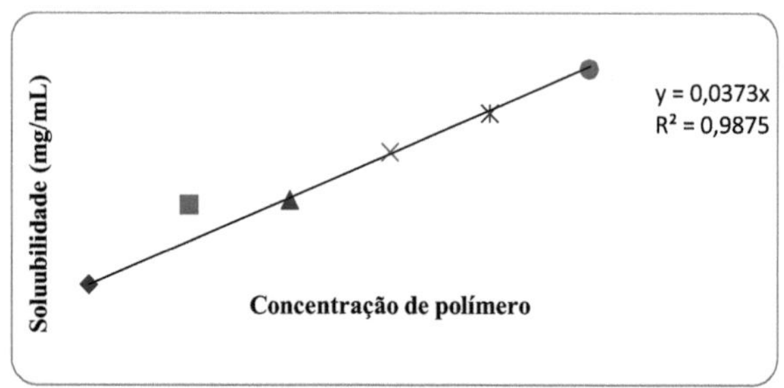

Figura 10: Diagrama do estudo de solubilidade de fase do irbesartan utilizando β-ciclodextrina

A solubilidade do irbesartan aumentou com o aumento da concentração de β-ciclodextrina.

4.2.2 Estudo de solubilidade de fase do HPMC K4M

A solubilidade de fase do irbesartan foi efectuada com concentrações variadas do veículo e os resultados podem ser vistos na tabela e no gráfico seguintes.

Quadro 9: Estudo de solubilidade de fase da utilização de Irbesartan em diferentes concentrações de HPMC K4M

Concentração de polímero (%w/v)	Concentração de Irbesartan (mg/mL)
0	0
5	0.121
10	0.215
15	0.286
20	0.425
25	0.563

R2	0.989
Declive	0.021

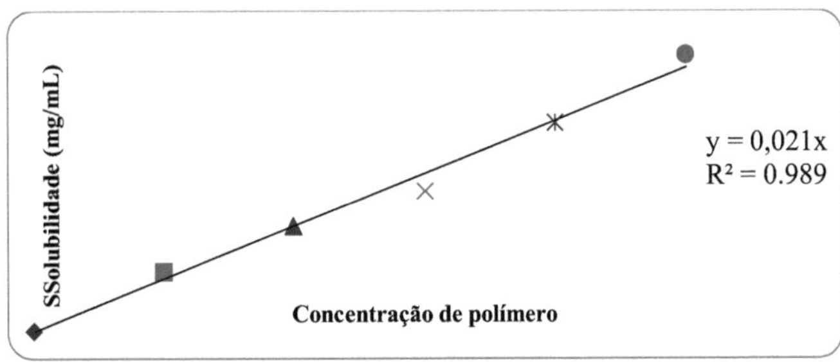

Figura 11: Diagrama do estudo de solubilidade de fase do irbesartan utilizando HPMC K4M

A solubilidade do irbesartan aumentou com o aumento da concentração de HPMC K4M

4.2.3 Estudo de solubilidade de fase do PEG 4000

A solubilidade de fase do irbesartan utilizando PEG 4000 foi efectuada com concentrações variadas de transportador e os resultados podem ser vistos na tabela e no gráfico seguintes.

Tabela 10: Estudo de solubilidade de fase da utilização de Irbesartan em diferentes concentrações de PEG 4000

Concentração de polímero	Concentração de Irbesartan (mg/mL)
0	0.026
5	0.125
10	0.176

15	0.254
20	0.324
25	0.567
R2	0.921
Declive	0.019

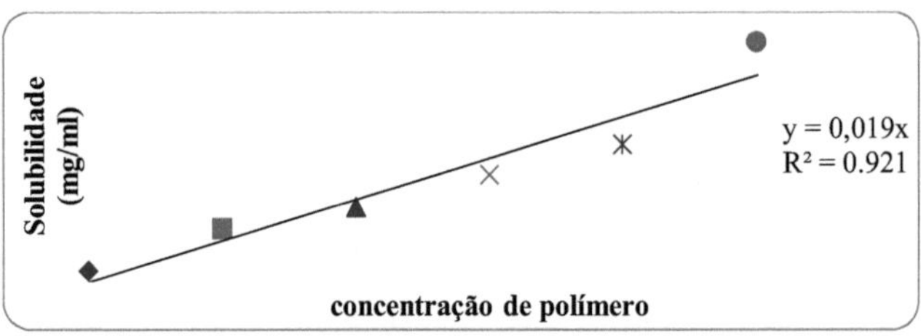

Figura 12: Diagrama do estudo de solubilidade de fase do irbesartan utilizando PEG 4000

A solubilidade do Irbesartan aumentou com o aumento da concentração de PEG 4000

4.2.4 Estudo de solubilidade de fase da gelatina.

A solubilidade de fase do irbesartan utilizando gelatina foi efectuada com concentrações variadas de transportador e os resultados podem ser vistos na tabela e no gráfico seguintes

Tabela 10: Estudo de solubilidade de fase da utilização de Irbesartan em diferentes concentrações de Gelatina.

Concentração de polímero	Concentração de Irbesartan (mg/mL)
0	0
5	0.154
10	0.231
15	0.342
20	0.396
25	0.510
R2	0.973
Declive	0.021

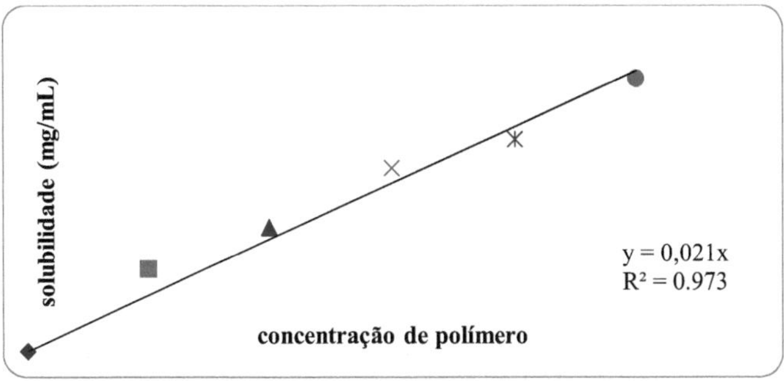

Figura 13: Diagrama do estudo de solubilidade de fase do irbesartan utilizando gelatina

A solubilidade do irbesartan aumentou com o aumento da concentração de gelatina.

4.3 DOSEAMENTO DO IRBESARTAN

Tabela 11: Ensaio do irbesartan de misturas físicas e dispersões sólidas optimizadas de β-ciclodextrina, HPMC K4M, PEG4000 e gelatina

FORMULAÇÕES	CONTEÚDO DE DROGAS
SDC (1:3)	89.15±1.38
SDC (1:5)	91.10±2.29
SDC (1:7)	93.05±3.98
SDC (1:9)	95.16±2.15
SDH (1:3)	82.16±2.78
SDH (1:5)	85.90±3.98
SDH (1:7)	88.10±2.91
SDH (1:9)	89.31±2.15
SDP (1:3)	80.15±1.35
SDP (1:5)	83.12±2.47
SDP (1:7)	85.93±3.13
SDP (1:9)	88.45±1.93
ODS (1:3)	88.12±2.42
ODS (1:5)	90.25±1.98
ODS (1:7)	92.16±2.35
ODS (1:9)	94.18±3.21

Teor de fármaco de todas as formulações de HPMC K4M 82,16±2,78 a 89,31±2,15 PEG 4000 80,15±1,35 a 88,45±1,93 ,Gelatina 88,12±2,42 a 94,18±3,21 e β-ciclodextrina 89,15±1,38 a 95,16±2,15. Com base nisto, a β-ciclodextrina do irbesartan apresenta maior solubilidade.

4.4 EFICIÊNCIA DA INCLUSÃO

Quadro 12: Eficácia de inclusão de todas as formulações do fármaco nas dispersões sólidas

FORMULAÇÕES	CONTEÚDO DE DROGAS
SDC (1:3)	85.15±1.28
SDC (1:5)	88.10±2.19
SDC (1:7)	90.10±1.98
SDC (1:9)	93.16±1.15
SDH (1:3)	80.16±1.98
SDH (1:5)	82.70±1.78
SDH (1:7)	85.30±3.18
SDH (1:9)	87.21±2.38
SDP (1:3)	77.18±1.25
SDP (1:5)	80.18±1.47
SDP (1:7)	82.45±1.13
SDP (1:9)	85.35±1.25
ODS (1:3)	84.09±1.42

ODS (1:5)	86.15±1.58
ODS (1:7)	88.16±1.35
ODS (1:9)	90.38±1.53

Verificou-se que a eficiência de inclusão das dispersões sólidas preparadas era de 85,15±1,28 a 93,16±1,15 de β-ciclodextrina, HPMC K4M 80,16±1,98 a 87,21±2,38, PEG 4000

77,18±1,25 a 85,35±1,25 e a gelatina foi de 84,09±1,42 a 90,38±1,53, respetivamente. Deve ser incluída uma maior quantidade de fármaco na β-ciclodextrina.

4.5 ESTUDO DE DISSOLUÇÃO *IN VITRO*

O estudo de dissolução foi efectuado para as dispersões sólidas preparadas da mistura física de β-ciclodextrina e os resultados foram comparados com os do produto comercializado (Irbesartan), como se pode ver a seguir (tabela 13 e figura 12). O teor de fármaco foi analisado por espetrofotómetro UV-Visível a 224nm.

Quadro 13: Perfil de dissolução do produto comercializado, dispersão sólida de β-ciclodextrina e misturas físicas

Tempo (mins)	Percentagem de libertação do fármaco					
	Produto comercializado	P.MC(1:9)	SDC (1:3)	SDC (1:5)	SDC (1:7)	SDC (1:9)
0	0	0	0	0	0	0
15	25.24±0.95	14.2±4.21	9.3±5.27	14.8±4.06	18.5±7.10	20.5±4.23

30	33.45±2.12	18.5±3.75	17.5±4.53	20.9±3.64	28.5±5.23	32.5±2.92
45	45.63±1.53	23.6±1.48	34.3±2.57	39.1±2.82	42.5±3.24	44.5±1.73
60	50.35±1.34	25.8±0.54	50.8±3.54	52.6±4.21	54.3±2.54	59±1.56
90	62.25±0.53	32.4±2.52	57±2.13	59.4±2.47	70.9±2.56	80.05±0.43
120	70.2±0.21	58.2±2.13	68.5±1.28	75.5±2.52	88.24±1.53	95.21±0.68

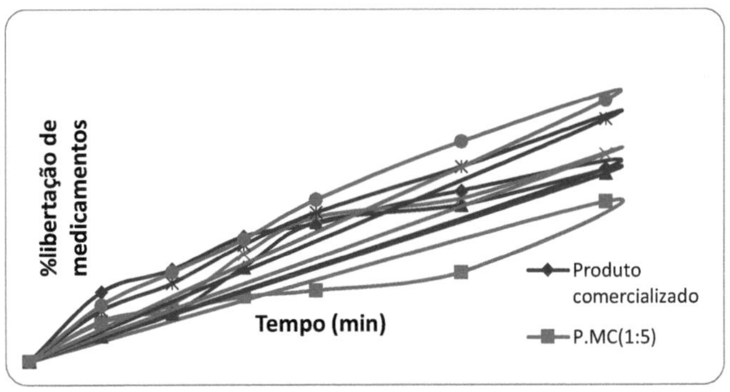

Figura 14: Libertação *in vitro* do fármaco a partir de β-ciclodextrina de dispersões sólidas de irbesartan

O estudo de dissolução *in-vitro* realizado no caso da β-ciclodextrina mostra a libertação máxima do fármaco ao fim de 2 horas. Ao fim de 2 horas, o produto comercializado mostrou uma libertação máxima de 70,2±0,21% do fármaco, enquanto a dispersão sólida de 1:3, 1:5, 1:7, 1:9 mostrou 68,5±1,28%, 75,5±2,52%, 88,24±1,53% e 95,21±0,68%, respetivamente. No entanto, a mistura física 1:9 apresentou 58,2±2,13 de libertação do fármaco. A eficiência da dissolução em dispersões sólidas sugere que o aumento da solubilidade e da taxa de dissolução do irbesartan em dispersões sólidas.

4.6 DISSOLUÇÃO IN VITRO DAS DISPERSÕES SÓLIDAS DE HPMC K4M

O estudo de dissolução foi efectuado para as dispersões sólidas preparadas da mistura física de HPMC 4km e os resultados foram comparados com os do fármaco puro (irbesartan), como se pode ver a seguir (tabela 14 e figura 13). O conteúdo do fármaco foi analisado por espetrofotómetro UV-Visível a 224nm.

Quadro 14: Perfil de dissolução do medicamento puro, da dispersão sólida HPMC K4M e da mistura física

Tempo (mins)	Percentagem de libertação do fármaco					
	Produto comercializado	**P.MC(1:9)**	**SDH (1:3)**	**SDH (1:5)**	**SDH (1:7)**	**SDH (1:9)**
0	0	0	0	0	0	0
15	25.24±0.95	14.2±4.21	5.3±5.27	12.8±6.06	18.5±7.10	20.5±4.23
30	33.45±2.12	18.5±3.75	16.5±4.53	18.9±3.64	25.5±5.23	31.5±2.92
45	45.63±1.53	23.6±1.48	30.3±2.57	39.1±2.82	40.5±3.24	43.5±1.73
60	50.35±1.34	25.8±0.54	45.8±3.54	52.6±4.21	54.3±2.54	58±1.56
90	62.25±0.53	32.4±2.52	52.5±2.13	59.4±2.47	60.4.9±2.56	65.8±0.43
120	70.2±0.21	58.2±2.13	64.5±1.28	68.5±2.52	70.24±1.53	75.21±0.68

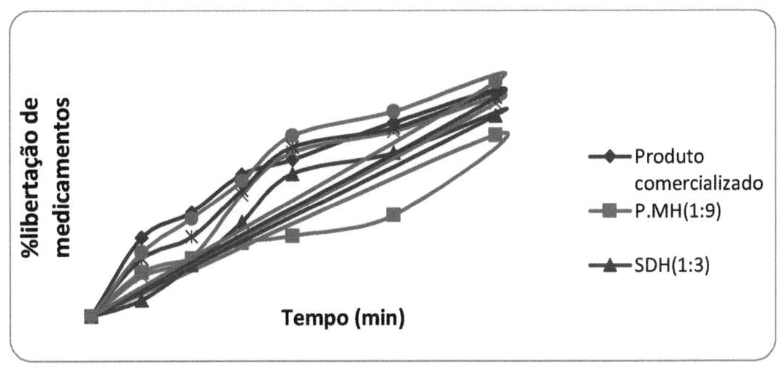

Figura 15: Libertação *in vitro* do fármaco a partir de HPMC K4M de dispersões sólidas de irbesartan

O estudo de dissolução *in vitro* realizado no caso do HPMC 4km mostra a libertação máxima do fármaco ao fim de 2 horas[32] . Ao fim de 2 horas, o produto comercializado mostrou uma libertação máxima de 70,2±0,21% do fármaco, enquanto a dispersão sólida de 1:3, 1:5, 1:7, 1:9 mostrou 64,5±1,28%, 68,5±2,52, 70,24±1,53 e 75,21±0,68, respetivamente. No entanto, a mistura física 1:9 apresentou 58,2±2,13 de libertação do fármaco. A eficiência da dissolução em dispersões sólidas sugere um aumento da solubilidade e da taxa de dissolução do irbesartan em dispersões sólidas.

4.7 DISSOLUÇÃO IN VITRO DE PEG 4000 DE DISPERSÕES SÓLIDAS.

O estudo de dissolução foi efectuado para as dispersões sólidas preparadas da mistura física PEG 4000 e os resultados foram comparados com os do fármaco puro (Irbesartan), o que pode ser visto a seguir (tabela 15 e figura 14). O teor de fármaco foi analisado por espetrofotómetro UV-Visível a 224nm .[33,34]

Tabela 15: Perfil de dissolução do medicamento puro, da dispersão sólida de PEG 4000 e das misturas físicas

Tempo (mins)	Percentagem de libertação do fármaco					
	Produto comercializado	P.MC(1:9)	SDP(1:3)	SDP(1:5)	SDP(1:7)	SDP(1:9)
0	0	0	0	0	0	0
15	25.24±0.95	14.2±4.21	6.31±5.27	10.8±6.06	17.5±7.10	20.5±4.23
45	45.63±1.53	23.6±1.48	28.3±2.57	39.1±2.82	40.5±3.24	48.5±1.73
60	50.35±1.34	25.8±0.54	46.8±3.54	52.6±4.21	54.3±2.54	60.51±1.56
90	62.25±0.53	32.4±2.52	55.5±2.63	61.4±2.47	63.4.9±2.56	72.8±0.43
120	70.2±0.21	58.2±2.13	67.5±1.15	70.5±1.52	76.24±1.33	83.21±0.68

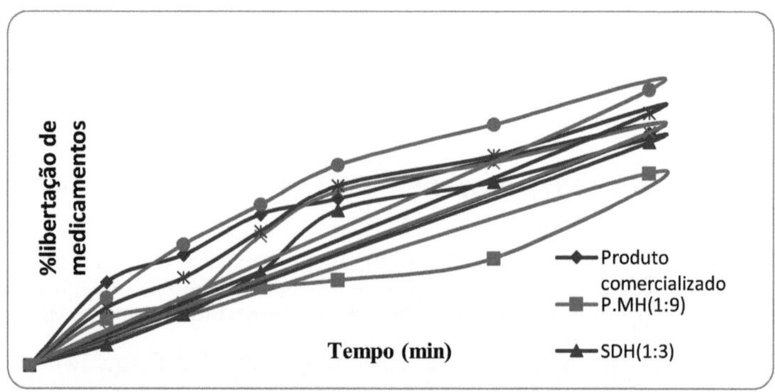

Figura 16: Libertação *in vitro* de PEG 4000 do fármaco a partir de dispersões sólidas de irbesartan

O estudo de dissolução *in-vitro* realizado no caso do PEG 4000 mostra a libertação máxima do fármaco ao fim de 2 horas. Ao fim de 2 horas, o produto comercializado mostrou uma libertação máxima de 70,2±0,21% do fármaco, enquanto a dispersão sólida de 1:3, 1:5, 1:7, 1:9 mostrou 67,5±1,15%, 70,5±1,52, 76,24±1,33 e 83,21±0,68, respetivamente. No entanto, a mistura física 1:9 apresentou 58,2±2,13 de libertação do fármaco. A eficiência da dissolução em dispersões sólidas sugere que o aumento da solubilidade e da taxa de dissolução do irbesartan em dispersões sólidas.

4.8 DISSOLUÇÃO *IN VITRO* DE GELATINA DE DISPERSÕES SÓLIDAS.

O estudo de dissolução foi efectuado para as dispersões sólidas preparadas da mistura física de gelatina e os resultados foram comparados com os do fármaco puro (irbesartan), o que pode ser visto a seguir (tabela 16 e figura 15). O teor de fármaco foi analisado por espetrofotómetro UV-Visível a 224nm .[35]

Quadro 16: Perfil de dissolução do medicamento puro Dispersão sólida de gelatina e misturas físicas

Tempo (mins)	Percentagem de libertação do fármaco					
	Produto comercializado	PMC (1:9)	SDP (1:3)	SDP (1:5)	SDP (1:7)	SDP (1:9)
0	0	0	0	0	0	0
15	25.24±0.95	14.2±4.21	9.31±5.27	12.8±6.06	17.5±7.10	20.5±4.23
30	33.45±2.12	18.5±3.75	16.5±4.53	18.9±3.64	26.5±5.23	38.5±2.92
45	45.63±1.53	23.6±1.48	29.3±2.57	38.1±2.82	45.5±3.24	48.5±1.73

60	50.35±1.34	25.8±0.54	47.8±3.54	52.6±4.21	56.3±2.54	63.51±1.56
90	62.25±0.53	32.4±2.52	56.5±2.63	61.4±2.47	66.4.9±2.56	72.8±0.43
120	70.2±0.21	58.2±2.13	66.5±1.15	70.5±1.52	79.24±1.33	89.21±0.68

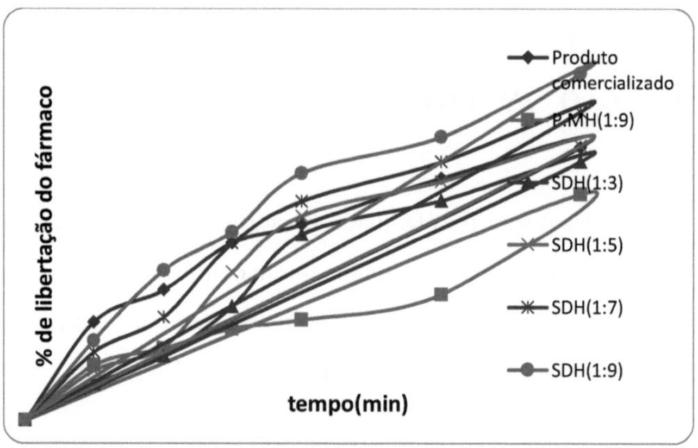

Figura 17: Libertação *in vitro* de gelatina do fármaco a partir de dispersões sólidas de irbesartan

O estudo de dissolução in-vitro realizado no caso da gelatina mostra a libertação máxima do fármaco ao fim de 2 horas. Ao fim de 2 horas, o produto comercializado mostrou uma libertação máxima de 70,2±0,21% do fármaco, enquanto a dispersão sólida de 1:3, 1:5, 1:7, 1:9 mostrou 66,5±1,15%, 70,5±1,52, 79,24±1,33 e 89,21±0,68, respetivamente. No entanto, a mistura física 1:9 apresentou 58,2±2,13 de libertação do fármaco. A eficiência da dissolução em dispersões sólidas sugere que o aumento da solubilidade e da taxa de dissolução do irbesartan em dispersões sólidas.

V. RESUMO

- As dispersões sólidas de irbesartan foram preparadas com sucesso com polímeros como a β-ciclodextrina, HPMC K4M, PEG4000 e gelatina.
- Todas as formulações foram conduzidas para estudos de solubilidade de fase, eficiência de inclusão e ensaio.
- Os resultados indicaram que a solubilidade do irbesartan foi consideravelmente aumentada quando formulado em dispersões sólidas.
- Todas as formulações foram submetidas a estudos de dissolução in vitro.
- A partir do estudo de dissolução in vitro, os resultados da mistura física das dispersões sólidas preparadas de β-ciclodextrina, HPMC K4M, PEG4000 e Gelatina (1:9) foram comparados com os do medicamento puro (Irbesartan)
- A eficiência da dissolução em dispersões sólidas sugere que as dispersões sólidas aumentam a solubilidade e a taxa de dissolução do irbesartan
- Aqui, o ensaio, a eficiência de inclusão e os estudos de dissolução in vitro sugerem que as dispersões sólidas preparadas a partir de β-ciclodextrina aumentaram a solubilidade do Irbesartan do que as de HPMC K4M, PEG4000 e Gelatina.
- Os parâmetros de dissolução estudados indicaram um aumento da solubilidade e da taxa de dissolução do irbesartan no rácio 1:9 de β-ciclodextrina.

VI. CONCLUSÃO

- ❖ As dispersões sólidas de irbesartan foram formuladas como uma abordagem para aumentar a solubilidade e a dissolução do medicamento puro.
- ❖ As dispersões sólidas de β-ciclodextrina aumentaram a solubilidade em comparação com as outras dispersões sólidas.
- ❖ Entre as diferentes proporções de polímero utilizadas para melhorar a solubilidade, a proporção de 1:9 de β-ciclodextrina mostrou um melhor aumento da solubilidade do fármaco.
- ❖ Este trabalho de dispersões sólidas deu bons resultados para a melhoria da solubilidade e da taxa de dissolução do fármaco Irbesartan.

VII. REFERÊNCIAS

1. Aasma Akram, Muhammad Irfan, Walaa A. Abualsunun. Como Melhorar a Solubilidade e Dissolução do Irbesartan através do Fabrico de Dispersões Sólidas Ternárias: Otimização e Caracterização In-Vitro. Pharmaceutics, 2022 Nov, 14(11): 2264.

2. A.R. Monzurul, S. Islam, G. Kibria, S. Mohammad, R. Hafizur. Effects of poloxamer and HPMC on thedissolution of clonazepam polyethylene glycol solid dispersions and tablets. Indian J. Pharm. Edu. Res., 2011,45: 139-144.

3. B Gill, T. Kaur, G.D. Gupta. Formulação e avaliação de comprimidos de dispersão sólida de glimepirida. Asian J. Pharm. 2010, 4: 212-218.

4. B.S. Rathinaraj, C. Rajveer, P.K. Choudhury, B.G. Sheshrao, G.V. Shinde. Estudos sobre o comportamento de dissolução de dispersões sólidas de libertação sustentada de nimodipina. Int. J. Pharm. Sci. Rev. Res., 2010, 3: 77-82.

5. B.N. Suhagia, H.M. Patel, S.A. Shah, I. Rathod, V.K. Parmar. Preparação e caraterização de dispersões sólidas de etoricoxibpolietilenoglicol 4000 mais polivinilpirrolidona K30. Ata. Pharma, 2006, 56: 285-298.

6. C. Leuner e J. Dressman, "Improving drug solubility for oral delivery using solid dispersions," European Journal of Pharmaceutics and Biopharmaceutics, vol. 50, n.º 1, pp. 47-60, 2000.

7. D. Mandal, P.B. Ojha, B.C. Nandy, S.K. Ghosh. Effect of carriers on solid dispersions of simvastatin (sim): physicochemical characterizations and dissolution studies. Der. Pharm. Chemica. 2010;2:47-56.

8. G. Balata, M. Mahdi, R.A. Bakera. Melhoria das propriedades de solubilidade e dissolução do cetoconazol através de dispersões sólidas e complexos de inclusão. Asian J. Pharm. Sci., 2010, 5: 1-12.

9. G. Chaulang, K. Patil, D. Ghodke. Preparação e caraterização de comprimidos de dispersão sólida de furosemida com crospovidona. Res. J. Pharm. Tech., 2008, 1: 386.

10. G.Z. Papageorgiou, S. Papadimitriou, E. Karavas, E. Georgarakis, A. Docoslis, D. Bikiaris. Melhoria da estabilidade química e física do fármaco fluvastatina através de interações de ligação de hidrogénio com diferentes matrizes poliméricas. Curr. Drug Deliv., 2009, 6: 101-12.

11. H. Valizadeh, A. Nokhodchi, N. Qarakhani, P. Zakeri-Milani, Azarmi S, Hassanzadeh D, *et al.* Caracterização físico-química de dispersões sólidas

de indometacina com PEG 6000, Myrj 52, lactose, sorbitol, dextrina e Eudragit E100. Fármaco. Dev. Ind. Pharm., 2004, 30: 303-317.

12.J. Y. Jung, "Enhanced solubility and dissolution rate of itraconazole by a solid dispersion technique," International Journal of Pharmaceutics, vol. 187, 1999. 209-218.

13.K.A. Prasad, N. Narayanan, G. Rajaakshmi. Preparação e avaliação da dispersão sólida de cloridrato de terbinafina. Int. J. Pharm. Sci. Rev. Res., 2010, 3: 130- 134.

14.K.D. Pintu, S. Basudev, R. Soumen. Estudo do aumento da taxa de dissolução e da estabilidade da dispersão sólida de ofloxacina. Pelagia res. Library., 2011, 2: 169-181.

15.K. Nagarajan, M.G. Rao, S. Dutta, R. Pavithra, G. Swetha. Estudos de formulação e dissolução de dispersões sólidas de nifedipina. Indian J. Novel. Drug. Deliv., 2010, 2: 96-98.

16.Leuner C., Dressman j., Improving drug solubility for oral delivery using solid dispersions, Eur. J. Pharm. Biopharm. 54(6), 47-60.

17. M.E. Badry, G. Fetih, M. Fathy. Melhoria da solubilidade e da taxa de dissolução da indometacina por dispersões sólidas em Gelucire 50/13 e PEG 4000. Saudi. Pharm. J., 2009, 17: 219-230.

18. M.P. Patil, N.J. Gaikwad. Preparação e caraterização de dispersões sólidas de gliclazida-polietilenoglicol 4000. Ata. Pharma, 2009, 59: 57-65.

19. M.K. Katare, S. Kohli, A.P Jain. Avaliação da melhoria da dissolução da lovastatina através da técnica de dispersão sólida. Int. J. Pharm. Life Sci., 2011, 2: 894-898.

20. M.M. Gupta, M.G. Patel, N.S. Patel. Melhoria da taxa de dissolução do ibuprofeno através da preparação de dispersão sólida utilizando diferentes métodos. Int. J. Pharm. Pharm. Sci., 2011, 3: 204-206.

21. N.K. Sachan, S. Pushkar, S.S Solanki, D.S. Bhatere. Aumento da solubilidade do aciclovir por métodos de dispersão sólida e de complexação de inclusão. World Appl. Sci. J., 2010, 11: 857-64

22. Pooja R. Gawandar, Amrapali B. Jadhav. Preparação e Caracterização do Comprimido de Dispersão Sólida Hidrotrópica de Irbesartan. World J. Pharm. Pharm. Sci., 2020, 9(5), 1036-1043.

23. P.K Kulkarni, M. Dixit, P. Selvam, A. Jain. Melhoria da solubilidade e da taxa de dissolução do piroxicam por dispersão sólida em PEG-4000. Int. Res. J. Phar., 2012, 3: 231- 234.

24. P. Sehgal, R. Gupta, A. Chaturvedi, Gulati. Comprimidos de irbesartan de dissolução rápida contendo dispersões sólidas de irbesartan. Novel Sci. Int. J. Pharm. Sci., 2012, 1: 279-286

25. P. Dangprasirt, G.C. Ritthidej. Desenvolvimento de dispersões sólidas de libertação controlada de diclofenac de sódio por secagem por pulverização utilizando a estratégia de otimização I da formulação em pó. Drug Dev. Ind. Pharm., 1995, 21: 2323-2337.

26. R. J. Chokshi, H. Zia, H. K. Sandhu, N. H. Shah, e W. A. Malick, "Improving the dissolution rate of poorly water soluble drug by solid dispersion and solid solution-pros and cons," Drug Delivery, vol. 14, no. 1, pp. 33-45, 2007.

27. S.K. Das, S. Roy, Y. Kalimuthu, J. Khanam, A. Nanda.Solid Dispersions : Uma abordagem para aumentar a biodisponibilidade de medicamentos pouco solúveis em água. Int. J. Pharmacol. Pharm. Tech., 2011, 1: 35.

28. S. Gurunath, S. Shailesh, D. Narender, G. Sandhya, K.N. Baswaraj. Taxa de dissolução fortemente aumentada de comprimidos de dispersão sólida de candesartan cilexetil por incorporação de super desintegrantes. J. Pharm. Res., 2011, 4: 4190-4194.

29. S. Biswal, J. Sahoo, P.N. Murthy. Caracterização de Dispersões Sólidas de Gliclazida-PEG 8000. Trop. J. Pharm. Res., 2009, 8: 417-424.

30. T. Higuchi e K. Connors, "Phase-solubility techniques," Advanced Analytical Chemistry & Instrumentation Techniques, vol. 4, pp. 117-130, 1965.

31. T. Kiran, N. Shastri, S. Ramakrishna. Dispersão sólida superficial de glimepirida para aumentar a taxa de dissolução. Int. J. Pharm. Tech. Res., 2009, 1: 822-831.

32. T. Patel, L.D. Patel, T. Patel, S. Makwana. Melhoria da dissolução do fenofibrato pela técnica de dispersão sólida. Int. J. Res. Pharm. Sci., 2010, 1: 127-132.

33. T Patel, L.D. Patel, T. Patel, S. Makwana. Melhoria da dissolução do fenofibrato pela técnica de dispersão sólida. Int. J. Res. Pharm. Sci., 2010, 1: 127-132.

34. Suryadevara, V, Lankapalli, S. R, Sunkara S, Sakhamuri, V. Dissolution Rate Enhancement of Irbesartan and Development of Fast-Dissolving Tablets (Melhoria da taxa de dissolução do irbesartan e desenvolvimento de comprimidos de dissolução rápida). Egito. Pharm. Journa, 2016, 150-157.

35. V.S. Rajpurohit, P. Rakha, S. Goyal. Formulação e caraterização de dispersões sólidas de glimepirida através de desenho fatorial. Iranian J. Pharm. Sci., 2010, 7: 7-16.

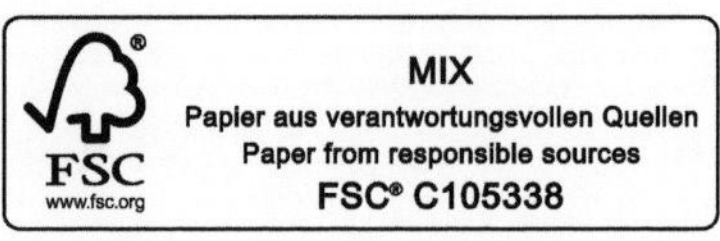

Printed by Books on Demand GmbH, Norderstedt / Germany